BEI GRIN MACHT SICH IHR WISSEN BEZAHLT

AF149427

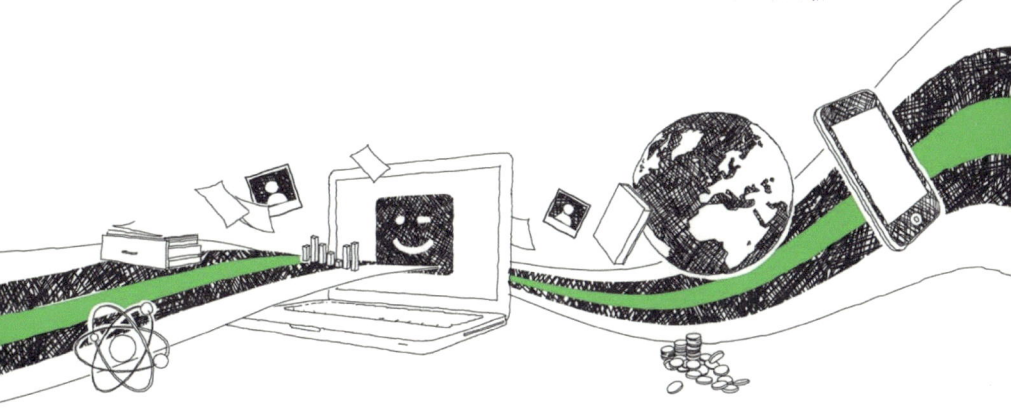

- Wir veröffentlichen Ihre Hausarbeit,
  Bachelor- und Masterarbeit

- Ihr eigenes eBook und Buch -
  weltweit in allen wichtigen Shops

- Verdienen Sie an jedem Verkauf

Jetzt bei www.GRIN.com hochladen und kostenlos publizieren

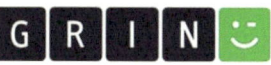

Franziska Pabst

Hermeneutisch-interpretative Analyse eines Handlungsprotokolls

Exemplarische Anwendung objektiv-hermeneutischer Verfahrensweisen

GRIN Verlag

Bibliografische Information der Deutschen Nationalbibliothek:

Die Deutsche Bibliothek verzeichnet diese Publikation in der Deutschen National-
bibliografie; detaillierte bibliografische Daten sind im Internet über http://dnb.d-
nb.de/ abrufbar.

Impressum:

Copyright © 2012 GRIN Verlag GmbH
Druck und Bindung: Books on Demand GmbH, Norderstedt Germany
ISBN: 978-3-656-50705-5

Dieses Buch bei GRIN:

http://www.grin.com/de/e-book/233672/hermeneutisch-interpretative-analyse-eines-
handlungsprotokolls

MARTIN-LUTHER-UNIVERSITÄT HALLE/WITTENBERG
MEDIZINISCHE FAKULTÄT
INSTITUT FÜR GESUNDHEITS- UND PFLEGEWISSENSCHAFT

Modul J: Methoden der Gesundheits- und Pflegewissenschaft
Wintersemester 2011/2012

Hermeneutisch-interpretative Analyse eines Handlungsprotokolls

Exemplarische Anwendung objektiv-hermeneutischer Verfahrensweisen

Franziska Pabst

Abgabetermin: 31.03.2012

Inhaltsverzeichnis

1. Einleitung   2

2. Theoretischer Rahmen   2

  2.1 Objektive Hermeneutik   2

  2.2 Falsifikation   3

3. Darlegung des Handlungsprotokolls   3

4. Analyse des Handlungsprotokolls   4

  4.1 Geschichten   4

  4.2 Lesearten   4

  4.3 Fallstrukturhypothese   5

5. Zusammenfassung   7

6. Literaturverzeichnis   8

1. Einleitung

Im Berufsalltag treten immer wieder Entscheidungen und Handlungen innerhalb einer Institution auf, die im Gegensatz zu den eigenen Erwartungen stehen. Durch Beobachtung und Analyse von Interaktionen, lässt sich feststellen, dass es oft einen Widerspruch zwischen dem theoretisch erworbenen Wissen und der praktischen Umsetzung gibt. Generative, das heißt ungeschriebene, Regeln, bestimmen den Arbeitsalltag verschiedener Institutionen. Welche Prozesse helfen dabei, diese Regeln zu erkennen und zu verstehen?

Ziel dieser Arbeit soll es sein, mithilfe eines Handlungsprotokolls aus der Pflegepraxis, das Verfahren der objektiven Hermeneutik vereinfacht darzustellen und anzuwenden. Dabei wird die Analyse eines Textausschnittes, aus Sicht des Subjektes, genutzt. Dieser Textausschnitt wird in verschiedene Gedankenexperimente (Geschichten) eingebaut, auf Struktureigenschaften hin untersucht (Lesearten) und anschließend mit dem tatsächlichen Kontext (Fallstrukturhypothese) konfrontiert (vgl. Mayring, 2002, in imb). Die dabei analysierten Eigenschaften der Handlung, spiegeln das Regelverstehen in der pflegerischen Praxis wieder.

2. Theoretischer Rahmen
2.1 Objektive Hermeneutik

Im Duden wird der Begriff der Hermeneutik als „Lehre von der Auslegung und Erklärung eines Textes oder eines Kunst- oder Musikwerks", sowie als „das Verstehen von Sinnzusammenhängen in Lebensäußerungen aller Art aus sich selbst heraus" definiert (Duden, 2012).

Das Verfahren der Objektiven Hermeneutik geht auf Ulrich Oevermann zurück und wird vor Allem in der qualitativen Sozialforschung zur Textinterpretation genutzt (vgl. Petrucci, 2008). „Die objektive Hermeneutik ist ein Verfahren der Textinterpretation mit dem Anspruch, die Geltung der Interpretation an intersubjektive Überprüfbarkeit zu binden" (Wernet, 2009, S.11).

Sie umfasst drei Schritte: die Erzählung von Geschichten, die Bildung von Lesearten und die abschließende Konfrontation mit dem tatsächlichen Kontext, woraus die Fallstrukturhypothese folgt (vgl. ebd., S. 39).

2.2 Falsifikation

Laut Duden bedeutet Falsifikation, die „Widerlegung einer wissenschaftlichen Aussage durch ein Gegenbeispiel" (Duden, 2012).

Aussagen stellen sich als falsch heraus, wenn diese beispielsweise mittels Beobachtung widerlegt werden können. Aufgestellte Aussagen bleiben bis zur Falsifikation nur Hypothesen, die als bewährt gelten (vgl. Halder & Müller, 1993, S.89).

3. Darlegung des Handlungsprotokolls

Zunächst wird das Handlungsprotokoll dargestellt, das im Anschluss objektiv-hermeneutisch analysiert werden soll.

Im Rahmen einer Interaktion zwischen der Leiterin (L) eines Heimes und der neuen Angestellten (A), fand folgendes Gespräch statt:

1L1: Sie müssen heute mit XY nach Halle in die Universitätsklinik fahren! Bitte machen Sie sich unverzüglich auf den Weg.

2A1: Das kann ich nicht! Könnte das ein erfahrener Kollege übernehmen, oder mich wenigstens begleiten?

Die Leiterin übergibt der Angestellten ein Mappe mit Dokumenten des Patienten, sowie den Schlüssel und die Papiere eines Dienstwagens und äußert sich folgendermaßen:

3L2: Warum? Sie haben doch einen Führerschein, sie fahren. Ich habe niemanden, der sie zusätzlich begleiten könnte.

4A2: Wohl fühle ich mich dabei aber nicht! Ich traue mir das nicht alleine zu. Ich habe Angst, nicht angemessen auf das mögliche Verhalten von XY reagieren zu können. Und in Halle war ich auch noch nie. Ich weiß gar nicht wohin.

5L3: Nun, Sie werden sich an solche Situationen gewöhnen müssen. Schwierige Patienten wie XY werden zu ihrem Alltag gehören. Versuchen Sie ruhig zu bleiben. Im Dienstwagen ist ein Navi, sie werden sich schon nicht verfahren.

XY steht aus Datenschutzgründen für den tatsächlichen Namen des Patienten.

4. Analyse des Handlungsprotokolls

4.1 Geschichten

Die Anweisung 1L1: „Sie müssen heute mit XY nach Halle in die Universitätsklinik fahren! Bitte machen Sie sich unverzüglich auf den Weg.", wird nun gedankenexperimentell in verschiedenen Situationen dargestellt. In der Objektiven Hermeneutik wird dieser Schritt als „Geschichten erzählen" bezeichnet. Dabei gilt es, zwei Regeln zu beachten. Zum Einen sollten diese nicht im Rahmen des tatsächlichen Äußerungskontext liegen. Zum Anderen dürfen nur solche Geschichten verwendet werden, in denen der Textausschnitt eine angemessene sprachliche Äußerung darstellt (vgl. Wernet, 2009, S.39).

1. Eine Schwester in einem Pflegeheim richtet sie an den Zivildienstleistenden.
2. Sie ist vom Leiter eines Krankentransportdienstes an einen Angestellten gerichtet.
3. Ein Hausarzt richtet sie an die Mutter eines kranken Kindes.

4.2 Lesearten

In diesem Schritt, werden die gebildeten Geschichten auf Struktureigenschaften hin untersucht. Dabei lassen sich Gemeinsamkeiten und Unterschiede feststellen. Gibt es keine Differenzen, lässt sich daraus eine fallunspezifische Regel des Textes erkennen (vgl. Wernet, 2009, S.39). Diese werden im Folgenden aufgeführt. Zunächst die gemeinsamen Grundbedingungen (A-C) des Textausschnittes 1L1 dargestellt und anschließend die Bedeutungsmöglichkeiten der Textformulierung diskutiert.

A. Die Person, die die Aufforderung ausspricht, ist der Annahme, dass der Adressat dazu fähig ist ihr nachzukommen, da keine Alternativen aufgezeigt werden.
B. Person XY scheint nicht fähig zu sein, selbst zum Zielort zu gelangen, da die Aufforderung explizit eine Begleitung durch den Adressaten vorsieht.
C. Es besteht für Person XY eine Dringlichkeit, den Zielort zu erreichen, da ein genauer Zeitrahmen definiert wird.

Durch die Anrede des Adressaten mit „[..] Sie [..]", kann man auf eine formelle Beziehung der Gesprächspartner schließen. Da üblicherweise nur Kinder und Jugendliche, oder Gesprächspartner einer informellen Beziehung, mit „Du" angesprochen werden, scheint der Adressat zu mindestens im jungen Erwachsenenalter zu sein. Eine weiteres Merkmal zeigt sich in der der Formulierung „Sie müssen [...]". Es wird deutlich, dass der Auffordernde eine autoritäre Position gegenüber dem Adressaten hat, da ansonsten die Formulierung einer direkten Anweisung nicht angebracht wäre. Dies stützt die Hypothese der formellen Beziehung der Gesprächspartner, auch wenn ein positiver Gesprächstonus durch die Formulierung „[...] Bitte [...]" erreicht wird.

Durch die Festlegung des Zeitrahmens („[...] heute [...]") und der anschließenden Konkretisierung („[...] unverzüglich [...]"), wird der Handlungsspielraum des Gesprächspartners stark eingeschränkt. Daraus wird deutlich, dass der Auffordernde davon ausgeht, dass der Adressat zu diesem Zeitpunkt verfügbar ist, der Aufgabe also ohne Verzögerung nachkommen kann.

Die Formulierung „[...] nach Halle [...] fahren [...]" lässt Rückschlüsse darauf zu, dass das Gespräch fern vom Zielort stattfindet. Es ist also ein Arbeitsaufwand für den Adressaten kalkuliert. Des Weiteren wird damit auch die Art und Weise der Transportes von Person XY festgelegt.

Die gesamte Aufforderung scheint sich nur an eine einzelne Person zu richten, es wird nicht deutlich, dass es weitere Adressaten gibt.

4.4 Fallstrukturhypothese

Durch die Geschichten wurden mögliche Kontexte der Aussage dargestellt, mit den Lesearten wurden die Bedeutungsmöglichkeiten aufgezeigt.

Im folgenden Schritt werden diese mit dem tatsächlichen Äußerungskontext konfrontiert, um die abschließende Fallstrukturhypothese aufzustellen.

Die Aufforderung 1L1: „Sie müssen heute mit XY nach Halle in die Universitätsklinik fahren! Bitte machen Sie sich unverzüglich auf den Weg.", wurde von der Leiterin eines Heimes für mehrfach seelisch behinderte Menschen, an die neue Angestellte gerichtet. Diese war erst wenige Tage in der Einrichtung tätig und hatte bislang noch keine weitere Berufserfahrung. Patient XY wies eine Suchtproblematik auf und es wurde „Schizophrenie" diagnostiziert. Zudem galt er als sehr verhaltensauffällig. Es war bekannt, dass Patient XY abweisend auf Krankenhausaufenthalte und –besuche reagierte. Die Angestellte wurde nun mit der Aufforderung konfrontiert, diesen Patienten, offensichtlich allein, nach Halle in ein Krankenhaus zu bringen. Die Formulierung der Leiterin machte deutlich, dass sie keine Schwierigkeiten bei der Erfüllung dieser Aufgabe, durch die Angestellte erkennen konnte.

In Textsequenz 2A1: „Das kann ich nicht! Könnte das ein erfahrener Kollege übernehmen, oder mich wenigstens begleiten?", wird die Verunsicherung der Angestellten deutlich. In der Ausbildung, speziell in ihrem Praktikum in der Psychiatrie, hatte sie gelernt, dass verhaltensauffällige Patienten bei der Konfrontation mit Konflikt- und Stresssituationen sehr labil sein können. Ihre bisherigen Kenntnisse des Patienten, ließen sie eine negative Prognose seines Verhaltens, aufstellen. Sie versuchte ihr theoretisches Wissen mit der Situation zu vereinbaren und kam zu dem Schluss, dass zu mindestens die Begleitung, durch einen erfahrenen Kollegen, die Aufgabe erleichtern würde. Das Unverständnis für die Reaktion der Angestellten, wird durch die Aussage 3L2: „Warum? Sie haben doch einen Führerschein, sie fahren. Ich habe niemanden, der sie zusätzlich begleiten könnte.", deutlich. Die Aufforderung bleibt weiterhin an die Angestellte gerichtet und es wird erwartet, dass ihr ohne weitere Diskussion nachgekommen wird. Hier wurde der Angestellten zum ersten mal bewusst, dass es interne Regelungen an ihrem neuen Arbeitsplatz gab, die sie bislang noch nicht kannte. Nicht der Patient und seine Besonderheiten, sondern allein die Verfügbarkeit von Mitarbeitern, bestimmten die Aufgabenverteilung und die situativen Entscheidungen. Im Gesprächspunkt 4A2: „Wohl fühle ich mich dabei aber nicht! Ich traue mir das nicht alleine zu. Ich habe Angst, nicht angemessen auf das mögliche Verhalten von XY reagieren zu können. Und in Halle war ich auch noch nie. Ich weiß gar nicht wohin.", legte sie ihre Bedenken nochmals dar. Sie versuchte der Leiterin eine Begründung für ihre Ablehnung in Aussage 2A1 zu geben. Die Aussage 5L3: „Nun, Sie werden sich an solche Situationen gewöhnen müssen. Schwierige Patienten wie XY werden zu ihrem Alltag gehören. Versuchen Sie ruhig zu bleiben. Im Dienstwagen ist ein Navi, sie werden sich schon nicht verfahren.", der Leiterin, verstärkte auch deren Gesprächsposition nochmals. Außerdem lässt sich daran erkennen, dass diese das Gespräch als beendet ansah. Die Angestellte erkannte, dass dies das übliche Verfahren in solchen Situationen zu sein schien. Sie musste sich nun also den Regeln in der Institution anpassen und ihren bisherigen Wissenstand erweitern.

Bei der Betrachtung des tatsächlichen Äußerungskontextes, ließen sich die in 4.2 aufgestellten Hypothesen, über die Bedeutungsmöglichkeiten von Aussage 1L1, weitestgehend verifizieren. Sowohl die formelle Gesprächsbeziehung, als auch die autoritäre, beziehungsweise übergeordnete, Position des Auffordernden, gegenüber des Adressaten, wurden bestätigt. Die Hypothese, dass der Auffordernde davon ausgeht, dass der Adressat zu diesem Zeitpunkt verfügbar ist, ließ sich ebenfalls belegen. Die Aufforderung war an die Angestellte als Einzelperson gerichtet und sollte keine weitere Person betreffen.

Die aufgestellten Grundbedingungen wurden weitestgehend erfüllt. Allerdings musste Bedingung A der Aussage, im ersten Gesprächsteil falsifiziert werden. Die Grundannahme der Leiterin, die Angestellte sei dazu prinzipiell in der Lage, wurde durch die geäußerten Unsicherheiten zunächst widerlegt. Im Verlauf des Gespräches wurden der Angestellten die internen Regelungen verdeutlicht, woraufhin diese ihr Verhalten anpasste und somit wieder die Bedingungen der Aussage A erfüllten konnte.

5. Zusammenfassung

In der objektiv-hermeneutischen Auseinandersetzung mit dem vorliegenden Handlungsprotokoll, wurde die Konfrontation von erlerntem, subjektivem Wissen mit den generativen Regeln einer Institution dargestellt. Es wurde belegt, dass im Berufsalltag Situationen auftreten können, die der eigenen Erwartungshaltung widersprechen. Die Frage, wie sich diese Handlungsstrukturen erkennen und daraus Regeln ableiten lassen können, wurde beantwortet. Die Objektive Hermeneutik hilft dabei, solche Prozesse zu analysieren und folgerichtig auf weitere Situationen zu übertragen. Künftige Erwartungshaltungen werden immer auf den bisherigen Erfahrungen beruhen.

6. Literaturverzeichnis

Wernet, A. (2009). *Einführung in die Interpretationstechnik der Objektiven Hermeneutik.* 3. Auflage. Wiesbaden: VS Verlag für Sozialwissenschaften.

Halder, A. & Müller, M. (1993). *Philosophisches Wörterbuch.* Freiburg: Verlag Herder.

Bibliographisches Institut GmbH (2012). *Duden.*
http://www.duden.de/rechtschreibung [Stand: 08.01.2012]

imb - Institut für Medien und Bildungstechnologie (2012). *Objektive Hermeneutik.*
http://qsf.e-learning.imb-uni-augsburg.de/node/778 [Stand: 01.02.2012]

Petrucci, M. (2008). *Objektive Hermeneutik.*
https://www.ph-freiburg.de/projekte/quasus/einstiegstexte-in-methoden-der-qualitativen-sozial-unterrichts-und-schulforschung/datenauswertung/auswertungsmethoden/objektive-hermeneutik.html [Stand: 06.02.2012]